Bibliografische Information der Deutschen Nationalbibliothek:

Die Deutsche Bibliothek verzeichnet diese Publikation in der Deutschen Nationalbibliografie; detaillierte bibliografische Daten sind im Internet über http://dnb.d-nb.de/ abrufbar.

Impressum:

Druck und Bindung: Books on Demand GmbH, Norderstedt Germany
ISBN: 9783640658022

Dieses Buch bei GRIN:

http://www.grin.com/de/e-book/153351/das-neugeborenen-hoerscreening-als-chance-zur-frueherfassung-und-herausforderung

Sibylle Mayer-Rieckh

Das Neugeborenen-Hörscreening als Chance zur Früherfassung und Herausforderung für die interdisziplinären Fachgruppen

GRIN Verlag

Das Neugeborenen-Hörscreening als Chance zur Früherfassung und Herausforderung für die interdisziplinären Fachgruppen

Sibylle Mayer-Rieckh

eingereicht zur Erlangung des akademischen Grads
„Bachelor of Science in Health Studies“ (BSc)

Studiengang Logopädie

FH JOANNEUM

Graz, 2010

Danksagung

Während des Studiums und der Erarbeitung der vorliegenden Bakkalaureatsarbeit haben mich viele Personen begleitet und unterstützt. Dafür möchte ich mich herzlich bedanken.

Der größte Dank gilt meinen Eltern, **Claudia und Leopold**, die mich nicht nur finanziell, sondern auch moralisch immer unterstützt und mir den Rücken gestärkt haben.

Vielen Dank meiner Betreuerin **Katharina Gößl** für die ausgezeichnete Führung durch das Projekt Bakkalaureatsarbeit. Sie hat mit ihrer Geduld und Motivation einen wesentlichen Beitrag zur Erstellung der Arbeit geleistet. Die guten Ideen motivierten mich über den gesamten Zeitraum des Entstehens zur Vertiefung in die Materie. Nicht zuletzt die fachliche und organisatorische Unterstützung waren mir eine große Hilfe.

Einen herzlichen Dank an **Harald Lothaller**, der mir im Bereich des wissenschaftlichen Arbeitens immer mit Rat und Tat zur Seite stand.

Besonderen Dank an **Andreas Schlögl**, der mich bei der Ausarbeitung der Arbeit immer wieder angetrieben und Schritt für Schritt weiter gebracht hat.

Abstract

Hintergrund: Kinder, die mit einer Hörstörung geboren werden, haben bei unzureichender Diagnostik und Indikationsstellung weit schlechtere Voraussetzungen, eine adäquate Hör-, Sprach- und Kommunikationskompetenz zu entwickeln als Normalhörende. Um Hörstörungen zu erkennen, werden in einigen Krankenhäusern Österreichs Früherkennungsuntersuchungen angeboten.
Ziel der Arbeit ist es, zu eruieren, wie verbreitet diese Hörtests im Neugeborenenalter sind bzw. wie die Vorgehensweise bei auffälligen Befunden aussieht. Ein weiteres Bestreben ist, herauszufinden, ob bei frühkindlichen Hörstörungen interdisziplinäre Zusammenarbeit bei der Abklärung, Versorgung und Förderung betrieben wird.
Methode: Es wurden an großen Kliniken Österreichs sechs Interviews geführt, bei denen allgemeine Fragen zum Neugeborenen-Hörscreening (z.B.: Art der Testung, Zeitpunkt des Screenings, Dokumentation der Ergebnisse, Vor- und Nachteile) bzw. zur Kooperation mit anderen Berufsgruppen gestellt und miteinander verglichen worden sind.
Ergebnisse: An fünf von sechs befragten Kliniken werden Hörtests in den ersten Lebenstagen durchgeführt, wobei die Daten nicht in allen Kliniken elektronisch gespeichert werden. Weiters gibt es eine Kooperation mit anderen Disziplinen, die jedoch unterschiedlich aussieht.
Schlussfolgerungen: Zur Verbesserung der Situation ist dringend die Einführung eines gesetzlich vorgeschriebenen Neugeborenen-Hörscreenings zu fordern. Eine interdisziplinäre Zusammenarbeit sollte in Zukunft noch forciert werden, um eine bestmögliche Entwicklung hörgeschädigter Kinder zu erreichen.

Schlüsselwörter

Neugeborenen-Hörscreening – Hörschädigung – Hörentwicklung – Interdisziplinarität

Inhaltsverzeichnis

1 Einleitung

In den ersten Lebenswochen wird ein Kind einer Reihe an Untersuchungen unterzogen. Das sogenannte Mutter-Kind-Pass-Untersuchungsprogramm umfasst fünf Untersuchungen der Schwangeren sowie neun Untersuchungen des Kindes bis zu dessen 62. Lebensmonat, worunter auch eine hals-nasen-ohrenärztliche Untersuchung fällt, welche zwischen dem siebenten und neunten Lebensmonat stattzufinden hat. Eine Abklärung in den ersten Lebenstagen mittels eines sogenannten Neugeborenen-Hörscreenings ist nicht vorgeschrieben, wird allerdings an mehreren Kliniken dennoch zusätzlich durchgeführt. Diese Untersuchung hat zum Ziel, alle Neugeborenen mit geeigneten Testmethoden bezüglich des (beidseitigen) Hörvermögens zu testen, um eine vollständige und frühzeitige Erkennung therapeutisch relevanter Hörstörungen und einen adäquaten Therapiebeginn möglichst im ersten Lebenshalbjahr sicherzustellen. Um die Effektivität dieses Screenings zu gewährleisten, wären im Fall eines positiven Resultats der Untersuchung verpflichtende Anschlussuntersuchungen und das Einleiten entsprechender Fördermaßnahmen von enormer Wichtigkeit.
Ein flächendeckendes Hörscreening und die interdisziplinäre Absprache bei der Vorgehensweise im Falle eines positiven Hörtestergebnisses wären von großem Vorteil, um den Kindern eine bestmögliche Versorgung bieten zu können.

Folgende Hypothesen wurden aufgestellt und versucht, mittels Durchführung von Interviews zu überprüfen:

§ Das Neugeborenen-Hörscreening wird österreichweit noch nicht flächendeckend eingesetzt, was zur Folge hat, dass hörgeschädigte Kinder oft erst nach Ende des zweiten Lebensjahres – nachdem bereits Degenerationsprozesse zentraler Hörbahnabschnitte auf Hirnstammebene nachzuweisen sind – diagnostiziert und gefördert werden.

§ Da das Neugeborenen-Hörscreening nicht als verbindliche Leistung festgeschrieben ist, gibt es noch keine allgemein gültigen Richtlinien, die die

Durchführung der Screening-Untersuchungen, die Qualitätsanforderungen, die Dokumentation und den weiteren Verlauf (Versorgung, Förderung) regeln.

§ Die interdisziplinäre Zusammenarbeit spielt eine wesentliche Rolle sowohl bei der Diagnosestellung und Förderung als auch Versorgung (Hörhilfen) hörgeschädigter Kinder.

Die Arbeit besteht aus zwei Teilen, einem Literaturteil (Kapitel 2 bis 7) und einem empirischen Teil (Kapitel 8 und 9).

Nach einer Einführung in das Thema werden im zweiten Kapitel Anatomie und Physiologie des Ohres dargestellt. Dabei soll auf den anatomischen Aufbau, die Funktion des Ohres und die Entwicklung der Hörbahn eingegangen werden. Das dritte Kapitel behandelt die kindlichen Hörstörungen. Hierbei werden die Häufigkeit, die Formen und Grade bzw. die Folgen kindlicher Hörstörungen angeführt. Es folgt im vierten Kapitel ein kurzer Überblick über die Mutter-Kind-Pass-Untersuchung. Kapitel fünf dient der Darstellung des Neugeborenen-Hörscreenings. Das sechste Kapitel thematisiert die objektiven Hörprüfungen, welche im Rahmen des Neugeborenen-Hörscreenings durchgeführt werden. Schließlich wird im siebenten Kapitel das Thema der Möglichkeiten der Förderung bei frühkindlichen Hörstörungen behandelt. Es folgt der empirische Teil, welcher die Methodik und die Ergebnisse umfasst. Den Abschluss der vorliegenden Arbeit bilden die Schlussfolgerungen und der Ausblick.

Anmerkung:

Aus Gründer der besseren Lesbarkeit wird bei personenbezogenen Bezeichnungen nur eine Form stellvertretend für beide Geschlechter verwendet (z.B.: „Logopäd**innen**" an Stelle von „Logopäden und Logopädinnen".)

2 Anatomie und Physiologie des Ohres

Das menschliche Ohr ist der Sitz des Gehör- und Gleichgewichtssinnes, wobei die Hörzellen durch Schallwellen gereizt werden.

Im medizinischen Sinne können folgende Teile des Ohres unterschieden werden (siehe Abb. 1[1]):

1. das äußere Ohr,
2. das mit Luft gefüllte Mittelohr,
3. das flüssigkeitsgefüllte Innenohr,
4. der Hörnerv und die zentrale Hörbahn.[2]

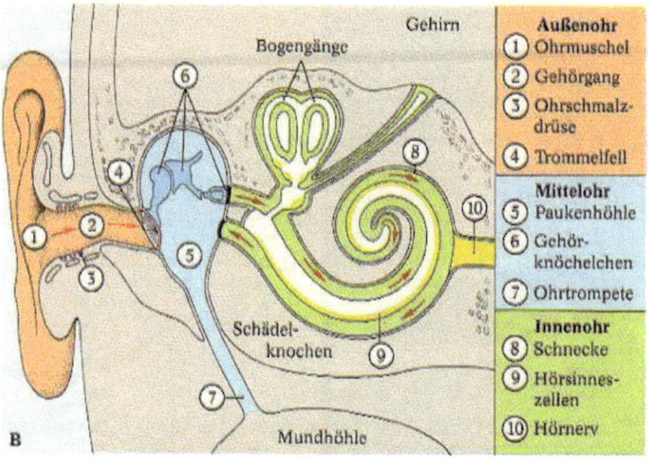

Abb. 1: Detaillierter Aufbau des Ohres

[1] Wellmann (Aufbau, 2007).

[2] Vgl. Kiefer, Wippel & Wolf (Ohr, 1994).

2.1 Äußeres Ohr

2.1.1 Anatomischer Aufbau und Funktion

Das äußere Ohr, bestehend aus Ohrmuschel und äußerem Gehörgang, wird durch das Trommelfell vom Mittelohr abgegrenzt. Die Ohrmuschel, ein Gerüst aus elastischem Knorpel, ist von Haut (mit Haaren und Drüsen) überzogen und dient dem Einfangen des Schalls. Die Aufgaben des äußeren Gehörgangs bestehen darin, sowohl den von außen kommenden Schall zum Trommelfell weiterzuleiten als auch das Trommelfell und das dahinterliegende Mittelohr vor mechanischer Schädigung und Fremdkörpern zu schützen.[3]

2.2 Mittelohr

2.2.1 Anatomischer Aufbau und Funktion

Das Trommelfell, eine hauchdünne Bindegewebsmembran von ca. 1 cm Durchmesser, stellt die Grenze zwischen äußerem Gehörgang und Paukenhöhle dar. Es hat die Form eines flachen Kegelzeltes, welches nach innen gewölbt und schrägstehend ist.

Die Paukenhöhle enthält die Gehörknöchelchen Hammer (Malleus), Ambos (Incus) und Steigbügel (Stapes), die die Schallleitungskette zwischen Trommelfell und ovalem Fenster bilden. Durch Hebelwirkung (x 1,3) und Größendifferenz des Trommelfells zum ovalen Fenster (x 17) ergibt sich ein Verstärkungsfaktor von 22,1 (= 27 Dezibel). Der Steigbügel sitzt mit seiner Fußplatte am ovalen Fenster auf; hier wird der Schall mechanisch ans Innenohr weitergegeben. Weiters besteht die Paukenhöhle aus den beiden Mittelohrmuskeln M. tensor tympani und M. stapedius, die die Spannung zwischen Trommelfell und Innenohr konstant halten und sich bei lauter Beschallung

[3] Vgl. Biegenzahn, Friedrich & Zorowka (Phoniatrie, 2005), S. 328.

kontrahieren, wodurch sich die Gehörknöchelchenkette versteift.[4] Bewegliche Strukturen gegen das Innenohr sind das ovale und das runde Fenster (siehe Abb. 2[5]).

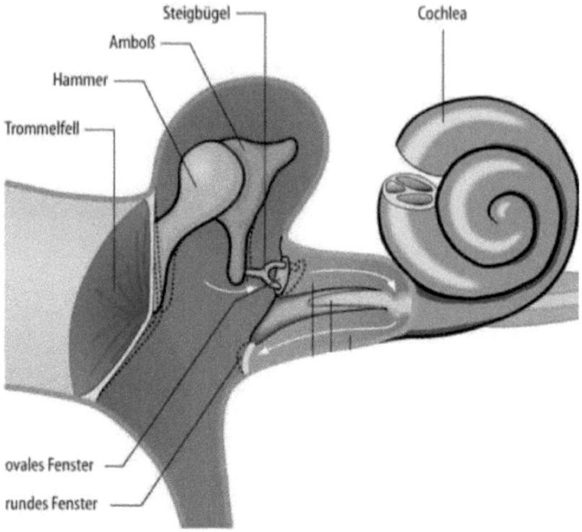

Abb. 2: Mittelohrstrukturen

Durch die auf das Trommelfell auftreffenden Schallwellen wird dieses in Schwingung versetzt. Die Gehörknöchelchen werden mitbewegt und übertragen die Schwingungen auf das ovale Fenster.[6] Hier werden die Bewegungen der Steigbügelfußplatte auf die Flüssigkeit im Innenohr übertragen. Das Mittelohr hat somit die Funktion, den Luftschall in das mit Flüssigkeit gefüllte Innenohr zu leiten.[7]

Mittels der Ohrtrompete (Eustachische Röhre) steht das Mittelohr mit dem Nasen-Rachenraum in Verbindung. Bei starken Schwankungen des Außendrucks kann über diese Röhre ein Druckausgleich zwischen Mittelohr und Außenwelt geschaffen werden.[8]

---

[4] Vgl. Biegenzahn, Friedrich & Zorowka (Phoniatrie, 2005), S. 328f; Kiefer, Wippel & Wolf (Ohr, 1994).

[5] Vgl. Enders (Gehör, 2010).

[6] Vgl. Biegenzahn, Friedrich & Zorowka (Phoniatrie, 2005), S. 330.

[7] Vgl. Böhme & Welzl-Müller (Audiometrie, 2005), S. 27.

[8] Vgl. Kiefer, Wippel & Wolf (Ohr, 1994).

2.3 Innenohr

2.3.1 Anatomischer Aufbau und Funktion

Das Innenohr wird auch als Labyrinth bezeichnet, da es aus einer Reihe untereinander in Verbindung stehender, mit Flüssigkeit gefüllter Hohlräume besteht. Es enthält das Gleichgewichtsorgan, das sich aus den zwei Vorhofbläschen (Verarbeitung von Linearbeschleunigungen) und den drei Bogengängen (Registrierung von Drehbewegungen) zusammensetzt, und das eigentliche Hörorgan – auch Schnecke oder Cochlea genannt.[9] Die Cochlea hat 2 ½ Windungen mit einer Gesamtlänge von durchschnittlich 35 mm und verläuft um eine kegelförmige, knöcherne Achse (Schneckenspindel; Modiolus). Sie besteht aus drei parallel laufenden Gängen:

- Scala vestibuli („Vorhoftreppe“ gefüllt mit Perilymphe)
- Ductus cochlearis („Schneckengang“ enthält Endolymphe)
- Scala tympani („Paukentreppe“ gefüllt mit Perilymphe)

Der Ductus cochlearis ist von der Scala vestibuli durch die Reissner-Membran und von der Scala tympani durch die Basiliarmembran getrennt. Auf dieser sitzt das eigentliche Wandlersystem, das Corti´sche Organ.[10] Es enthält die Sinneszellen (innere und äußere Haarzellen), Stützzellen und die mit den Haaren in Verbindung stehende Deckmembran (siehe Abb. 3[11]).[12]

[9] Vgl. Biegenzahn, Friedrich & Zorowka (Phoniatrie, 2005), S. 331.

[10] Vgl. Böhme & Welzl-Müller (Audiometrie, 2005), S. 28.

[11] Kiefer, Wippel & Wolf (Ohr, 1994).

[12] Vgl. Biegenzahn, Friedrich & Zorowka (2005), S. 331.

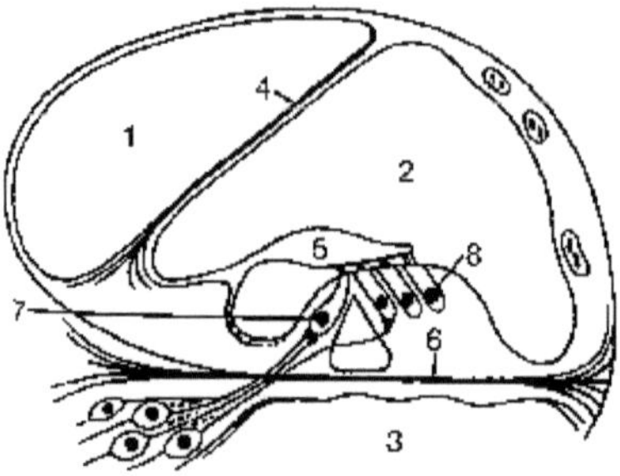

Abb. 3: Schnitt durch die Cochlea mit Corti´schem Organ: 1. Scala vestibuli, 2. Ductus cochlearis 3. Scala tympani, 4. Reissner-Membran, 5. Deckmembran, 6. Basiliar-membran, 7. Innere Haarzellen, 8. Äußere Haarzellen

Durch die Bewegungen des Steigbügels im ovalen Fenster wird in der Cochlea eine Flüssigkeitsverschiebung, bzw. eine Druckänderung hervorgerufen, wodurch die Basiliarmembran in Schwingung versetzt wird und eine Wanderwelle auslöst. Je nach Frequenz des auftreffenden Schalls ist das Maximum der Bewegung an unterschiedlichen Orten der Basiliarmembran: bei hohen Frequenzen in der Schneckenbasis, bei tiefen in der Schneckenspitze (Frequenz-Ortsabbildung, Tonotopie).

Durch die Auslenkung der Basiliarmembran werden Härchen der Sinneszellen gegenüber der Deckmembran verschoben, das zu Veränderungen des elektrischen Potenzials der inneren Sinneszellen führt. Diese Erregung wird auf die anliegenden Nervenendigungen übertragen. Die inneren Haarzellen transformieren den physikalischen Reiz der akustischen Schwingung in elektrische Nervenimpulse (Transduktion).[13]

[13] Vgl. Biegenzahn, Friedrich & Zorowka (Phoniatrie, 2005), S. 333.

2.4 Hörnerv und zentrales Hörsystem

2.4.1 Anatomischer Aufbau und Funktion

Die Nervenfasern des Hörnervs ziehen von den Sinneszellen der Cochlea zur Schneckenspindel und bilden dort mit ihren Zellkörpern das Spiralganglion.[14] Darunter versteht man eine „Ansammlung von Neuronen und ihren Fortsätzen"[15]. Die Weiterleitung erfolgt über den VIII. Hirnnerv (N. vestibulocochlearis) durch den inneren Gehörgang zum Hirnstamm, wo der Hirnnerv in den Akustikuskernen (Umschaltzentren) endet. Von hier aus zieht die zentrale Hörbahn über verschiedene Kerngebiete zum Mittelhirn (Zusammensetzung von Klangbildern) und Zwischenhirn. Letztlich führt die Hörbahn zur Großhirnrinde (Bewusstes Hören), welche das akustische Rindenzentrum im Schläfenlappen darstellt und auch als primäre Hörrinde bezeichnet wird, und den umliegenden Feldern der sekundären Hörrinde.[16]
Die Hauptfunktionen der Hörbahnstrukturen sind Schalllokalisation (Richtungshören) und Schallidentifikation (Trennung von erwünschten und störenden Schallquellen).

2.5 Entwicklung und Reifung des Hörorgans

Nachstehend möchte ich einen kurzen Überblick über die funktionelle Reifung des Hörorgans geben:

- § 9. Gestationswoche: Schneckengang des peripheren Hörorgans ausgebildet
- § 12. Woche: Sinneshaare der Hörzellen sicher identifizierbar
- § ab der 22. Woche: Strukturen des Corti´schen Organs weitgehend ausgereift
- § ab der 25. Woche: Reaktion des Fötus auf Schall, Beginn des Hörens
- § ab der 28. Woche: Blinzel- und Startlereflex bei pulsierenden Tönen
- § Geburt: Cochlea voll ausgereift
- § 15. Lebensjahr: Hörbahnreifung abgeschlossen[17]

---

[14] Vgl. Biegenzahn, Friedrich & Zorowka (Phoniatrie, 2005), S. 335.

[15] Franke (Handlexikon, 2008), S. 85.

[16] Vgl. Biegenzahn, Friedrich & Zorowka (Phoniatrie, 2005), S. 335f.

[17] Vgl. Böhme & Welzl-Müller (Audiometrie, 2005), S. 119.

2.6 Frühkindliche Hörentwicklung

Ein einwandfreies Hörvermögen ist für die Entwicklung eines Kindes von enormer Wichtigkeit, da es nur so alle akustischen Reize der Umwelt aufnehmen kann, die es für seine Sprachentwicklung, die geistige Entwicklung und auch sein seelisches Wohlbefinden braucht. Tabelle 1[18] gibt in Anlehnung an Bartels und Siegmüller bzw. Bremken, Doleschal, Koch und Lübben einen Überblick über die Mindestanforderungen an die frühkindliche Hörentwicklung:

Alter	**Entwicklungsschritt**
1.-2. Monat	- Erschrecken bei lauten Geräuschen - Änderung des Verhaltens bei plötzlichem lauten Geräusch - Erkennen der elterlichen Stimme und Beruhigung - Lid-Reflex bei plötzlichen ohrnahen, lauten Geräuschen - Beginn der Lallperiode
3.-4. Monat	- Kopfbewegungen in Richtung auf eine Schallquelle - Bewusstes Lokalisieren seitlich tiefer liegender Schallquellen mit Kopfbewegungen - Aufwachen bei Geräuschen oder Sprache - Stimmhaftes Lachen - Aufnahme von stimmlichen Kontakten mit Erwachsenen
5.-7. Monat	- Reaktionen auf Zuruf - Gebrauch der Stimme, um Beachtung zu finden - Bewusstes Lokalisieren seitlich höher liegender Schallquellen - Reaktion auf Musik - „Lallen", Nachahmen von ersten zweisilbigen Wörtern
8.-12. Monat	- Verstehen von Verboten (“nein-nein") - Reaktion auf Musik mit Suchen der Schallquelle - Reaktion auf leise Zusprache aus 1 m Entfernung - Verständliches Sprechen von 2 und mehr Wörtern - Lallmonologe als Ausdruck der Zufriedenheit während des Alleinseins
12.-24. Monat	- Bei Aufforderung zeigen auf Gegenstände - Reaktion auf entfernte Geräusche - Verstehen einfacher Entscheidungsfragen - Befolgen einfacher Anweisungen ohne optischen Hinweis - Reaktion auf geflüsterte Anweisungen und auf Rufe aus dem Nachbarraum

Tab. 1: Mindestanforderungen an die frühkindliche Hörentwicklung

[18] Vgl. Bartels & Siegmüller (Mindestanforderungen, 2010), S. 153. Bremken, Doleschal, Koch & Lübben (Entwicklungsschritt, 2010).

3 Kindliche Hörstörungen

3.1 Epidemiologie kindlicher Hörstörungen

Permanente Hörstörungen bei Kindern haben in den letzten Jahren bezüglich Ätiologie und Prävalenz einen deutlichen Wandel erlebt. Nach Biegenzahn, Friedrich und Zorowka treten frühkindliche Hörstörungen in der Normalbevölkerung mit einer Häufigkeit von 0,05 – 0,1% auf. Bei 1,2‰ der Neugeborenen liegt eine angeborene Hörstörung mit einem Hörverlust von mehr als 40 dB auf beiden Ohren vor. Etwa 4-6% werden als sogenannte Risikokinder eingestuft, da die Auftretenswahrscheinlichkeit, dass eine Hörstörung vorliegt, auf 2 bis 10% erhöht ist. Umgekehrt treten aber nur 50% aller Hörstörungen bei Kindern mit Risikofaktoren auf.[19]
Als Risikofaktoren für neonatale Hörstörungen gelten die von der *American Academy of Pediatrics* (AAP) publizierten und mehrfach revidierten Erkrankungen und Komplikationen sowie anamnestische Hinweise bei Neugeborenen:

- Krankheit oder Zustand, der einen Aufenthalt für mindestens 48 Stunden auf einer neonatologischen Intensivstation notwendig macht,
- Stigmata, die mit einem Syndrom assoziiert sein können, das mit einer Hörstörung vergesellschaftet ist,
- anamnestische Hinweise auf eine Schallempfindungsschwerhörigkeit im familiären Umfeld,
- craniofaziale Dysmorphien,
- intrauterine Infektionen wie Cytomegalie, Herpes, Toxoplasmose und Röteln.[20]

[19] Vgl. Biegenzahn, Friedrich & Zorowka (Phoniatrie, 2005), S. 343.

[20] Vgl. Eiten (Screening, 2010). S 2f.

3.2 Formen von Hörstörungen

Hörstörungen lassen sich aufgrund ihrer Form bzw. Lokalisation wie folgt einteilen:

§ Periphere Hörstörungen:

- Schallleitungsschwerhörigkeit: Störung des Schalltransports bis zum ovalen Fenster des Mittelohrs; betrifft Außen- und Mittelohr

- Schallempfindungsschwerhörigkeit: Störung der Reizaufnahme und Reizumwandlung aufgrund einer Läsion im Innenohr, am Hörnerv und/oder der Hörbahn inkl. Hörrinde

- Kombinierte Schwerhörigkeit: gleichzeitig bestehende Schallleitungs- und Schallempfindungsschwerhörigkeit

§ Auditorische Neuropathie: Störung der Schallverarbeitung und -weiterleitung durch die inneren Haarsinneszellen und/ oder den Hörnnerv zum Gehirn

§ auditive Verarbeitungs- und Wahrnehmungsstörung: Störung der Hörverarbeitung, Aufbereitung und Auswertung der auditiven Information[21] „zwischen dem Innenohr und dem Gehirn“[22] (höhere Hörbahnstrukturen)

§ Psychogene Hörstörung: psychische Fehlreaktion bei Normalbefund des peripheren und zentralen Hörsystems[23]

---

[21] Vgl. Biegenzahn, Friedrich & Zorowka (Phoniatrie, 2005), S. 344.

[22] Morlok (AVWS, n.d.).

[23] Vgl. Biegenzahn, Friedrich & Zorowka (Phoniatrie, 2005), S. 344.

3.3 Grade von Hörstörungen

Hörstörungen werden oft auch nach ihrem Schweregrad eingeteilt. Man unterscheidet:

- § geringgradige (20-39 dB Hearing Loss),
- § mittelgradige (40-69 dB HL),
- § hochgradige Schwerhörigkeit (70-94 dB HL) und
- § an Taubheit grenzende Schwerhörigkeit (ab 95 dB HL).[24]

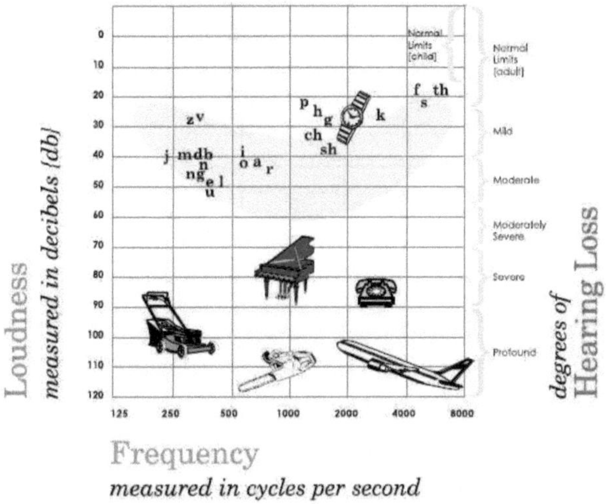

Abb. 4: Audiogramm familiärer Geräusche: Loudness (Lautstärke in dB), Frequency (Frequenz in Hz), Hearing Loss (Hörverlust in Schweregraden)

In Abbildung 4[25] sind sowohl die Grade des Hörverlusts (degrees of Hearing Loss) aufgetragen, die von „normal" bis „profound" (= schwerwiegend) reichen, als auch die Lautstärken (Loudness) bzw. Tonhöhen (Frequency). Weiters sind Objekte (Uhr,

[24] Vgl. Biegenzahn, Friedrich & Zorowka (Phoniatrie, 2005), S. 346.

[25] Listen and Talk (Audiogramm, 2007-2008).

Klavier, Telefon, Rasenmäher, Motorsäge, Flugzeug) vorzufinden, die entsprechend ihrer Lautstärke und Tonhöhe eingezeichnet sind.
Bspl.: Ein Telefon klingelt mit einer durchschnittlichen Lautstärke von 85 dB und 3000 Hz. Im Falle, dass dieses Läuten nicht gehört wird, kann man davon ausgehen, dass eine hochgradige Schwerhörigkeit vorliegt.

3.4 Folgen kindlicher Hörstörungen

Für den Erwerb der Lautsprache sind die ersten Lebensjahre entscheidend. Da der frühe Spracherwerb an eine adäquate akustische Wahrnehmung, insbesondere der ersten sechs Lebensmonate gebunden ist (siehe Kap. 2.6, Tab. 1), können nicht diagnostizierte bzw. behandelte Hörstörungen erhebliche Probleme mit sich bringen.[26] „Die Folge eines Hördefizits in früher Kindheit kann sich nicht nur auf die sprachlichen Fähigkeiten sondern auch auf die Gesamtentwicklung verzögernd auswirken und Ursache für psychische und soziale Probleme sein."[27]

Walger und Tibussek konstatieren, dass frühkindliche Hörstörungen, die nicht rechtzeitig erkannt und versorgt werden, zu nicht mehr kompensierbaren Spätfolgen führen können. Aufgrund einer mangelhaften oder sogar fehlenden Aufnahme akustischer Reize kann es zu einer Reifungsverzögerung der Hörbahn kommen. Auch Kral führt an, dass die fehlende Hörerfahrung die Entwicklung des auditorischen Kortex (Hörzentrum) beeinflusst. „Bei Menschen gibt es zum Erlangen des Hörens nach angeborener Gehörlosigkeit eine sensible Phase von 4 Jahren."[28] Fehlen in dieser Phase sogenannte Top-down-Einflüsse von übergeordneten auditiven Arealen nimmt die Fähigkeit zur kortikalen Plastizität während der postnatalen Entwicklung ab.[29]
Unter Top-down-Einflüssen versteht man „kognitive Einflüsse auf die Wahrnehmung, [...] [die] beispielsweise durch Vorwissen einer Person oder durch den bedeutungshaltigen Kontext, in dem die Reizinformation auftritt, beeinflusst werden.

[26] Vgl. Weitbrecht (Notwendigkeit, 2008). S. 6.

[27] Österreichischer Schwerhörigenbund – Dachverband (Hör & Hilfe, 2004), S. 9.

[28] Kral (Hörerfahrung, 2009). S. 9.

[29] Vgl. Kral (Hörerfahrung, 2009). S. 9.

Die Funktion von Top-Down-Prozessen liegt darin, dass bekannte Reize oder Objekte schneller im passenden Zusammenhang gesehen werden können."[30] Fehlen diese Prozesse, treten sekundäre Funktionsstörungen der Informationsverarbeitung auf, die für die betroffenen Kinder lebenslange Konsequenzen haben können.[31]
Kral hält fest, dass die Bildung funktionstüchtiger Synapsen im Hörsystem sich bei gehörlosen Neugeborenen zunächst verlangsamt und sich das Hörsystem bei Nicht-Behandlung der Gehörlosigkeit ohne Hörreize strukturiert. Da die Entwicklung des auditorischen Kortex normalerweise von Reizen abhängt, führt sie bei Gehörlosen zu umfangreichen funktionalen Defiziten im auditorischen Kortex. Eine frühe Therapie der Gehörlosigkeit innerhalb der ersten Lebensjahre, spätestens jedoch im 4. Lebensjahr, verhindert diese neuronalen Defizite.[32] konstatieren

Laut Biegenzahn, Friedrich und Zorowka kann bereits eine geringgradige Schallleitungsschwerhörigkeit in Verbindung mit einer chronischen Mittelohrentzündung zu einer zentral-auditiven Verarbeitungsstörung (siehe Kap. 3.2) mit einem verzögerten Laut- und Schriftspracherwerb führen und im weiteren Verlauf eine Lese-Rechtschreibschwäche verursachen. Hörstörungen, die durch Schäden im Bereich des Innenohrs und des Hörnervs hervorgerufen werden, können ohne frühzeitige Therapie und Rehabilitation zu (irreversiblen) Defiziten in der sprachlichen, kognitiven, intellektuellen, psychosozialen und emotionalen Entwicklung des Kindes führen.

Beim Vorliegen einer frühkindlichen, peripher bedingten Hörstörung (Läsion an Innenohr/ Hörnerv) kann es bei nicht rechtzeitiger Erkennung und Behandlung zu einer unzureichenden Ausbildung der zentralen Hörbahnstrukturen und zu einer mangelnden neuronalen Vernetzung kommen. Diese Schritte sind jedoch Voraussetzungen für die Spracherkennung, einer Leistung des ausgereiften Gehirns – insbesondere des zentralen Hörsystems.

---

[30] Wikipedia (Top-down und Bottom-up, 2010).

[31] Vgl. El Mankabady (Konsequenzen, 2000).

[32] Vgl. Kral (Hörerfahrung, 2009). S. 9-16.

Hochgradig schwerhörige Kinder haben eine erste Lallphase, worunter man das „spielerische, spontane Auftreten von Lautäußerungen ab dem zweiten Lebensmonat als Äußerung von Lustgefühlen“[33] versteht. In weiterer Folge jedoch tritt die zweite Lallperiode in Abhängigkeit vom Grad der Hörstörung entsprechend verzögert.[34] Die zweite Lallphase ist geprägt von absichtlichen Lautnachahmungen, welche bei normal entwickelten Kindern zwischen dem sechsten und zwölften Lebensmonat auftreten.[35] Stark schwerhörige Kinder „verstummen“ spätestens im zweiten Lebensjahr, da die akustische Wahrnehmung der eigenen Äußerungen als Anreiz für neue, vermehrte Lautproduktion fehlt.[36]

[33] Franke (Handlexikon, 2008), S. 129.

[34] Vgl. Biegenzahn, Friedrich & Zorowka (Phoniatrie, 2005), S. 358.

[35] Vgl. Wirth (Sprachstörungen, 2000), S. 137.

[36] Vgl. Wirth (Sprachstörungen, 2000), S. 196.

4 Mutter-Kind-Pass-Untersuchung

4.1 Allgemeine Informationen

Der Mutter-Kind-Pass dient der gesundheitlichen Vorsorge für Schwangere und Kleinkinder. Er beinhaltet die im Mutter-Kind-Pass-Programm vorgesehenen ärztlichen Untersuchungen während der Schwangerschaft und bis zum fünften Lebensjahr des Kindes.

War das Hauptziel bei der Einführung des Mutter-Kind-Passes im Jahr 1974, die Säuglings- und Müttersterblichkeit zu verringern – was auch erfolgreich gelang –, so stehen heute Früherkennung von Gesundheitsrisiken, Entwicklungsstörungen und Erkrankungen im Vordergrund. Durch das frühzeitige Erkennen von Defiziten können Förderungsmaßnahmen rechtzeitig ergriffen werden. Somit erhalten alle Kinder von Anfang an die gleiche Chance auf einen gesunden Start ins Leben.[37]

Die Untersuchungen sind nur bei Inanspruchnahme von Vertragsärztinnen der Krankenversicherungsträger kostenlos. Für den Bezug des Kinderbetreuungsgeldes in voller Höhe müssen die ersten zehn Mutter-Kind-Pass-Untersuchungen bei der zuständigen Krankenkasse nachgewiesen werden. Fehlt dieser Nachweis, wird das Kinderbetreuungsgeld gekürzt. Zusätzlich zu den genannten zehn Pflichtuntersuchungen bietet der Mutter-Kind-Pass weitere kostenlose Vorsorgeuntersuchungen bis zum 62. Lebensmonat (ca. fünftes Lebensjahr) des Kindes.[38]

4.2 Untersuchungsumfang

Laut § 10 (1) der Mutter-Kind-Pass-Verordnung 2002 haben die Untersuchungen

[37] Vgl. Gesundheitsportal (Muter-Kind-Pass, 2010).

[38] Vgl. Gesundheitsportal (Untersuchungsprogramm, 2010).

- § „die Feststellung von Körpergewicht und Körperlänge
- § die Erhebung von Beobachtungen der Mutter und eine Krankheitsanamnese
- § eine ärztliche Untersuchung des Kindes
- § die Beurteilung der Notwendigkeit weiterer Untersuchungen“[39]

einzuschließen.

4.3 Wer führt die Untersuchung durch?

Für die Untersuchungen des Kindes ist die erste Anlaufstelle die Kinderärztin. Die Untersuchungen können aber auch von Allgemeinmedizinerinnen, in Fachambulatorien für Kinderheilkunde und von Ärztinnen in den Mutter- bzw. Elternberatungsstellen durchgeführt werden. Wer konkret für die einzelnen Untersuchungen verantwortlich ist, ist in der Verordnung nicht festgeschrieben.

4.4 Vorgeschriebene Untersuchungen des Hörvermögens

Um möglichst früh angeborene Hörstörungen zu erkennen, wird auf der Homepage des Gesundheitsportals *empfohlen*, bereits in der ersten Lebenswoche des Neugeborenen ein sogenanntes Hörscreening (s. Kapitel 5) durchzuführen.[40] Laut Nekahm-Heis wird dieser Test in Österreich „flächendeckend“ angeboten und ist seit 2003 im Mutter-Kind-Pass eingetragen.[41] Es lässt sich allerdings vermuten, dass hierbei nur die großen Kliniken in Österreich gemeint sind. Ein Hörtest in den ersten Lebenstagen ist in der Rechtsvorschrift nicht explizit vorgeschrieben und muss somit zu diesem Zeitpunkt noch nicht verpflichtend durchgeführt werden. Es erfolgt ausschließlich ein Eintrag in den Mutter-Kind-Pass, der jedoch nicht obligatorisch ist. Eine Untersuchung des Hals-, Nasen- und Ohrenbereichs hat laut Verordnung erst im Zuge der vierten Untersuchung zwischen dem siebenten und neunten Lebensmonat stattzufinden.[42]

---

[39] Bundesministerium für soziale Sicherheit und Generationen (Verordnung, 2002).

[40] Vgl. Gesundheitsportal (Lebenswoche, 2010).

[41] Vgl. Nekahm-Heis (Hörscreening, 2009).

[42] Vgl. Bundesministerium für soziale Sicherheit und Generationen (Verordnung, 2002).

5 Hörscreening: Vorsorgeuntersuchung auf Hörstörungen

5.1 Allgemeines

Unter „Screening" versteht man eine Aussonderungsuntersuchung (Siebtest), die aus einer bestimmten Personengruppe jene Auffälligen herausfiltert, die einer genaueren Untersuchung zugeführt werden müssen. Im Zuge eines Hörscreenings sollen alle Personen, bei denen eine Hörschädigung vorliegt, erfasst werden, um frühzeitig weitere Interventionsschritte setzen zu können.[43] Ziel von Hörprüfverfahren, die als Screening oder Suchtest eingesetzt werden, ist es, Hörgeschädigte zu entdecken und nicht den Hörschaden hinsichtlich Grad bzw. Lokalisation abzuklären.

5.2 Neugeborenen-Hörscreening

Das späte Erkennen einer Hörstörung kann sich äußerst nachteilig auf die Entwicklung des Kindes auswirken (siehe Kap. 3.4). Eine bleibende Schädigung tritt bei ca. zwei von 1000 Neugeborenen auf. Werden Hörstörungen nicht behandelt, kann es zu Verzögerungen in der Hör-, Sprach- und Kommunikationsentwicklung und nachfolgend der geistigen, psychosozialen und emotionalen Entwicklung kommen. Um solche Hörstörungen aufzudecken, wird in Österreich eine Früherkennungsuntersuchung für Neugeborene als Teil eines Gesamtkonzepts mit nachfolgender Abklärung des Hörvermögens bei Auffälligkeit im Screening angestrebt.[44]

Das Hörscreening sollte grundsätzlich bereits bei der Geburt oder wenige Tage später durchgeführt werden, um eventuellen Entwicklungsstörungen entgegen zu wirken.[45] „Durch diese entsprechend früh einsetzende Förderung können diese negativen Folgen weitgehend vermieden werden."[46]

---

[43] Vgl. Biegenzahn, Friedrich & Zorowka (Phoniatrie, 2005), S. 391.

[44] Vgl. Gemeinsamer Bundesausschuss (Elterninformation, 2009). S. 2.

[45] Vgl. Schorn (Diagnostik, 1997), S. 1241.

[46] Böhme & Welzl-Müller (Audiometrie, 2005), S. 141.

5.3 Prinzip des Neugeborenen-Hörscreenings

Das Hörscreening-Programm umfasst 3 Komponenten:

- § Generelle Vorsorgeuntersuchung auf Hörschäden
- § Abklärung des Hörvermögens bei den Kindern mit auffälligem Testergebnis und
- § Einleitung von Fördermaßnahmen (Intervention).

Um Hörschädigungen zu entdecken, wird nach Durchführung des Screenings die Gesamtpopulation (hier: Neugeborene) aufgrund des Testergebnisses in zwei Gruppen geteilt: Gruppe 1 – Test bestanden/ Testergebnis unauffällig/ negativ/ pass, Gruppe 2 – Test nicht bestanden/ Testergebnis auffällig/ positiv/ fail. Bei negativem Testergebnis werden keine weiteren Maßnahmen gesetzt. Sobald das Ergebnis jedoch positiv ist, wird nach wenigen Tagen eine weitere Abklärung durchgeführt. Nicht bestehen des Tests heißt nicht, dass diese Kinder schwerhörig sind. Aussagen über das Hörvermögen können erst nach einer umfangreichen Abklärung getroffen werden. Bei Bestätigung des Verdachts sind entsprechende Interventionsmaßnahmen zu treffen. Das Vorsorgeprogramm beschränkt sich demnach nicht nur auf die Testdurchführung, es beinhaltet auch eine umfassende Nachsorge, um eine Effektivität der Screeninguntersuchung gewährleisten zu können.[47]

Die Qualität eines Neugeborenen-Hörscreenings wird einerseits durch die Sensitivität (Fähigkeit, hörgeschädigte Kinder aus der untersuchten Population mittels Siebtest korrekt zu identifizieren), andererseits durch die Spezifität (Fähigkeit, normalhörende Kinder aus der untersuchten Population richtig zu identifizieren) beschrieben. Unter Berücksichtigung der Rahmenbedingungen und Verwendung der speziell für Neugeborenen-Hörscreenings entwickelten Apparaturen können hohe Sensitivität und Spezifität bei relativ geringem Zeitaufwand garantiert werden.[48]

---

[47] Vgl. Böhme & Welzl-Müller (Audiometrie, 2005), S. 139-141.

[48] Vgl. Biegenzahn, Friedrich & Zorowka (Phoniatrie, 2005), S. 392.

6 Objektive Hörprüfungen im Rahmen des Neugeborenen-Hörscreenings

Als objektive Prüfverfahren werden jene bezeichnet, bei denen keine aktive Mitarbeit des Kindes benötigt wird. Es werden unwillkürliche, physiologische Reaktionen von Muskulatur, Rezeptoren und ZNS (Zentralnervensystem) auf akustische Reizung gemessen. Der große Vorteil liegt in der Unabhängigkeit von der Vigilanz (Wachheit, Aufmerksamkeit) und der Mitarbeit des Kindes.
Der natürliche oder medikamentös hervorgerufene Schlaf ist die beste Voraussetzung für die Durchführung einer objektiven Hörprüfung.[49]

Als Methoden des Hörscreenings werden derzeit eingesetzt:

§ Messung otoakustischer Emissionen, OAEs (siehe Kap. 6.1)

§ Messung auditorisch evozierter Potenziale, AEPs (siehe Kap. 6.2)

Unabhängig davon, ab OAEs oder AEPs eingesetzt werden, wird ein zweistufiges Screening empfohlen, d.h. im Falle eines auffälligen oder unklaren ersten Testergebnisses wird wenige Tage nach der ersten Testung ein zweiter Hörtest angeschlossen, um die Anzahl der Kinder mit falsch positivem Ergebnis (Kinder, die normalhörend sind, jedoch fälschlicherweise als auffällig eingestuft werden) zu reduzieren.[50]

---

[49] Vgl. Böhme & Welzl-Müller (Audiometrie, 2005), S. 46f.

[50] Vgl. Böhme & Welzl-Müller (Audiometrie, 2005), S. 141f.

6.1 Otoakustische Emissionen (OAEs)

Otoakustische Emissionen sind aktive Schallaussendungen, die in der Cochlea entstehen und retrograd, d.h. über Mittelohr und Trommelfell-Gehörknöchelchen-Apparat in den äußeren Gehörgang fortgeleitet werden. Mit Hilfe einer empfindlichen Messsonde lassen sich diese Schallwellen, die als Antwort auf einen Klick- oder Tonreiz im Innenohr generiert werden, bei Hörgesunden mit einer hohen Reproduzierbarkeit nachweisen. Das Verfahren ist sensitiv für Dysfunktionen der äußeren Haarzellen im Innenohr.[51]

OAEs lassen sich in spontane und evozierte Emissionen unterteilen. Am häufigsten werden die transienten, durch kurze, akustische Stimuli evozierten OAEs registriert (TEOAE), welche *nach* Stimulation mit einem Kurzzeitreiz auftreten.[52]

Weitere Formen der OAEs:

- § otoakustische Emissionen, die ohne akustische Reizung (spontane OAEs = SOAE) auftreten
- § otoakustische Emissionen, die während der Stimulation mit zwei gleichzeitig gegebenen Tönen (Distorsions-Produkt-OAEs = DPOAE) vorkommen
- § otoakustische Emissionen, die während der akustischen Reizung mit einem Ton auftreten (Stimulus-Frequenz-OAEs = SFOAE) auftreten[53]

Eigenschaften der TEOAEs:

- § „nicht schwellenspezifisch
- § eingeschränkt/ nicht nachweisbar bei Schallleitungsschwerhörigkeiten
- § nicht nachweisbar bei Schallempfindungsschwerhörigkeiten ab 30 dB HL
- § nachweisbar bei zentral-auditiven Störungen/ Läsionen“[54]

[51] Vgl. Biegenzahn, Friedrich & Zorowka (Phoniatrie, 2005), S. 382.

[52] Vgl. Walger & Wedel (Hördiagnostik, 2001). S. 5.

[53] Vgl. Böhme & Welzl-Müller (Audiometrie, 2005), S. 175.

6.2 Elektrische Reaktionsaudiometrie (ERA)

ERA steht für Electric Response Audiometry und wird als Überbegriff für alle akustisch evozierten Potenziale (AEPs) verwendet.
Sobald ein akustischer Reiz auf den Menschen einwirkt, erzeugt dieser innerhalb von einigen Millisekunden eine Folge von Entladungen in den neuronalen Kerngebieten der Hörbahn (Sinneszellen des Innenohrs, Hörnerv, zentrale Hörbahnstrukturen, kortikale Assoziationszentren). Diese Vorgänge führen zu elektrischen Fernfeldern oder Potenzialen und lassen sich mit Hilfe von Oberflächenelektroden am Kopf messen.[55]
„Man unterscheidet je nach Latenzzeit (Zeit zwischen Reiz und Antwort) frühe (0-12 ms), mittlere (12-80 ms), späte (80-500 ms) und sehr späte Potenziale (> 500 ms).“[56]

Die ERA ist ein relativ aufwändiges Verfahren, da ein schallarmer Raum und – um störenden elektrische Einflüsse zu vermeiden – eine elektrische Abschirmung des Ableitortes gegeben sein müssen.[57] Eine weitere Voraussetzung zur sicheren Messung ist das ruhige Liegen des Kindes während der Untersuchung, um myogene Aktivitäten zu vermeiden bzw. die Kopfhörer- und Elektrodenakzeptanz zu verbessern.[58]

6.2.1 Frühe Auditorisch Evozierte Potenziale (FAEPs) in der ERA

In der pädaudiologischen Diagnostik wird vor allem den frühen auditorisch evozierten Potenzialen der Hirnstammaudiometrie (FAEPs; Synonym: brainstem evoked response audiometry, BERA) eine große Bedeutung zugeschrieben. Es handelt sich hierbei um die Messung der elektrischen Aktivitäten des Hirnstammes nach akustischer Reizung. Gleichzeitig findet eine Ableitung von EEG bzw. eine Ausfilterung bestimmter für die Hörbahn charakteristischer Potenziale, welche in charakteristischen Wellen I bis VII aufgezeichnet werden. Diese Potenziale können anatomisch einzelnen Gebieten im

---

[54] Walger & Wedel (Hördiagnostik, 2001). S. 7.

[55] Vgl. Böhme & Welzl-Müller (Audiometrie, 2005), S. 195.

[56] Biegenzahn, Friedrich & Zorowka (Phoniatrie, 2005), S. 386.

[57] Vgl. Böhme & Welzl-Müller (Audiometrie, 2005), S. 198.

[58] Vgl. Böhme & Welzl-Müller (Audiometrie, 2005), S. 47.

Hirnstamm zugeordnet werden.[59] Die Hirnstammaudiometrie erlaubt neben der Bestimmung der Hörschwelle zusätzlich eine Beurteilung der Funktion des Hörnervs.

Eigenschaften der FAEPs:

- „objektive Bestimmung der Erregungsschwelle
- Lokalisation einer Schwerhörigkeit
- objektive Bestimmung des Reifungszustandes der zentralen Hörbahn auf Hirnstammebene
- Diagnostik zentraler Verarbeitungsstörungen“[60]

6.3 Bedeutung der Untersuchungsergebnisse

Mit den oben beschriebenen objektiven Tests werden unterschiedliche Bereiche der Hörverarbeitung im Hörsystem untersucht. Auffällige Testergebnisse können Hinweise darauf geben, ob und in welchem Ausmaß einzelne Teilbereiche des Hörvorgangs beeinträchtigt sind.

Hinweis auf ein normales Hörvermögen:

- normale otoakustische Emissionen
- deutlich nachweisbare FAEPs (auch bei geringer Lautstärke)

Hinweis auf eine Innenohr- Schwerhörigkeit und/ oder Mittelohrschwerhörigkeit:

- nicht nachweisbare OAEs
- nicht nachweisbare oder auffällige FAEPs mit erhöhten Hörschwellen

Hinweis auf eine auditorische Neuropathie:

- normale otoakustische Emissionen
- nicht nachweisbare oder auffällige FAEPs (auch bei hohen Lautstärken)[61]

---

[59] Vgl. Biegenzahn, Friedrich & Zorowka (Phoniatrie, 2005), S. 387.

[60] Walger & Wedel (Hördiagnostik, 2001). S. 8.

7 Frühkindliche Hörstörung – eine interdisziplinäre Aufgabe?

Interdisziplinäre Zusammenarbeit in der Förderung hörgeschädigter Kinder spielt zunehmend eine große Rolle. Es bedarf einiger Fachleute aus verschiedenen Berufsgruppen, um nach Früherfassung einer Hörstörung dem Kind die bestmögliche Versorgung und Förderung bieten zu können. Jung führt aus, dass eine frühe Intervention gute Voraussetzungen für eine erfolgreiche Hör- und Sprachentwicklung garantiert, hierfür jedoch die Frühförderung zukünftig als interdisziplinäre Aufgabe neue Wege gehen muss, um somit dem Hör- und Sprachlernprozess in einer besonders frühen Entwicklungsphase ganzheitlich gerecht werden zu können.[62]
Auch Keilmann betont, dass eine umfassende Abklärung und Förderung ein interdisziplinär zusammengesetztes Team, bestehend aus Ärzten, Audiologischen Assistentinnen, Ingenieuren, Hörgeräte-Akustikern, Logopäden, Beschäftigungstherapeuten oder Heilpädagogen und Psychologen – gegebenenfalls auch noch anderen Berufsgruppen, voraussetzt.[63]

Aufgrund der Tatsache, dass Interdisziplinarität bei frühkindlichen Hörstörungen immer mehr gefordert wird, jedoch in Österreich erst vereinzelt vorzufinden ist, werden folgend zwei Konzepte vorgestellt, die die interdisziplinäre Zusammenarbeit in Frühförderungsstellen in höchstem Maße verfolgen und somit eine Vorreiterrolle im Bereich „Interdisziplinäres Arbeiten" einnehmen.

[61] Vgl. Klinik und Poliklinik für Hals-, Nasen-, Ohrenheilkunde am Klinikum der Universität zu Köln (Elterninformation, 2009), S. 9.

[62] Vgl. Jung (Konsequenzen, 2008). S. 98-103.

[63] Vgl. Keilmann (Zusammenarbeit, 2005). S. 211.

7.1 Familienzentriertes LinzerInterventionsProgramm (FLIP)

Bei FLIP handelt es sich um das Familienzentrierte LinzerInterventionsProgramm für Familien mit hörbehinderten Kindern.

Am Beratungs- und Therapiezentrum im Konventhospital Barmherzige Brüder in Linz werden jährlich durchschnittlich 100 Kinder im Alter von 0-6 Jahren therapeutisch betreut. Durch das flächendeckende Neugeborenen-Hörscreening in Oberösterreich (seit 1995) wird ein Großteil der Kinder in den ersten Lebenswochen audiologisch erfasst.
Die therapeutische Begleitung schließt im Idealfall sofort daran an. Durch die Zusammenarbeit mit der HNO-Abteilung der Barmherzigen Schwestern werden die Familien hörauffälliger Kinder innerhalb von 48 Stunden nach der Diagnose durch eine FLIP-Koordinatorin kontaktiert, wodurch keine für das Kind wertvolle Zeit verloren geht, bis erste Fördermaßnahmen gesetzt werden.
Dieser sehr frühe Beginn der logopädischen Therapie und die Begleitung als auch die Aufklärung der Eltern ermöglichen den hörbeeinträchtigten Säuglingen einen besseren Start in die Welt der Kommunikation. Von Beginn an wird die Familie des Kindes von einer der Therapeutinnen zu Untersuchungen begleitet und über alle notwendigen Maßnahmen eingehend informiert, die therapeutische Betreuung findet wöchentlich zu Hause statt. Durch die **intensive Begleitung, Aufklärung und Anleitung der Eltern** sind diese in der Lage, wichtige Entscheidungen für die Entwicklung ihres Kindes mit zu treffen und ihr Kind bestmöglich zu fördern.
In einem **interdisziplinären Team** von Neurologen, Linguisten, HNO-Ärzten, Psychologen, Ergotherapeuten und Logopäden werden in Zusammenarbeit mit den Eltern individuelle Förderkonzepte entwickelt. Eine große Rolle dabei spielt natürlich die Begabung des Kindes, aber auch die Sicht und die Möglichkeiten der Eltern.
Den Familien werden maßgeschneiderte **orale, bilinguale, wie auch gebärdensprachorientierte Ansätze** geboten. Die Orientierung in der Therapie erfolgt an der gesunden Entwicklung von Sprache und Kommunikation.
Auch versucht das FLIP-Team, die Familien bei **Entscheidungsfindungen bezüglich Hörhilfen, Kindergarten, Schuleinrichtungen und zusätzlicher Fördermaßnahmen** zu unterstützen. Zusätzlich wird den Eltern in Gmunden,

Ried/Innkreis, Rohrbach, Steyr und Vöcklabruck an Stützpunkten logopädische Therapie für ihr hörgeschädigtes Kind ab drei Jahren angeboten.

Folgende Ziele verfolgt FLIP:

§ Nutzen der sensiblen Phasen des Spracherwerbs
§ Höheres Outcome der Kommunikations-, Sprech- und Sprachleistungen der hörgeschädigten Kinder bei frühestmöglicher Erfassung und fachspezifischer Intervention
§ Hohe Kommunikationskompetenz in der Familie
§ Eltern werden informiert und geschult

FLIP auf einen Blick:

Für Familien mit hörbehinderten Kindern von 0-3 Jahren
Familienzentriert
Home visits
Rascher Erstkontakt nach Diagnoseeröffnung durch FLIP-Koordinator
Früher Therapiebeginn
Intervision durch FLIP-Koordinator
Diagnosegeleiteter Therapieaufbau

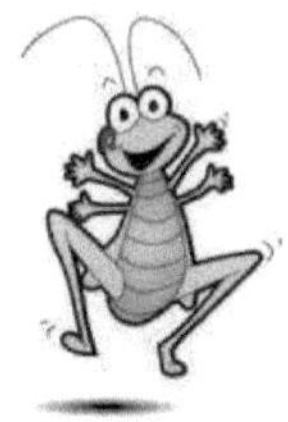

7.2 HÖRT! HÖRT! Die Hörfrühförderstelle am FÖZ

Das Förderzentrum des Landes Steiermark für Hör- und Sprachbildung (FÖZ) ist ein Kompetenzzentrum für hörbeeinträchtigte Kinder und Jugendliche und bietet folgende Leistungen:

Ein interdisziplinäres Fachteam aus vier diplomierten Hörfrühförderinnen, einer gebärdensprachkompetenten Logopädin mit dem Schwerpunkt Pädaudiologie, einer Klinischen- und Gesundheitspsychologin mit dem Schwerpunkt Entwicklungsdiagnostik und einer HNO-Konsiliarärztin. Weiters werden eine kindgerechte Audiologie und regelmäßige kostenfreie Service-Termine von Cochlea-Implantat- und Hörgerätefirmen sowie Gebärdensprachkurse angeboten. Ein wesentlicher Bestandteil des Förderzentrums ist der Hörraum mit spezieller pädagogischer und technischer Ausstattung zur Förderung der auditiven Fähigkeiten. Auch gibt es am Förderzentrum fortlaufende Betreuungsmöglichkeiten für hörbeeinträchtigte Kinder und Jugendliche (Hörfrühförderung, Kinderkrippe, Heilpädagogischer Kindergarten, mobile Kindergartenbegleitung, integrative Volks-, Haupt- und Mittelschule/ AHS, sonderpädagogische Nachmittagsbetreuung, Lehrlingsbetreuung).

Leistungsumfang der Hörfrühförderstelle HÖRT!HÖRT! am Förderzentrum für Hör- und Sprachbildung

Die Früherfassung und Versorgung der Kleinkinder ab Geburt stellt ein komplexes Arbeitsfeld dar, das Hilfestellung durch eine pädaudiologische Begleitung erfordert, um die notwendigen Maßnahmen fachlich begleiten zu können.

Hörfrühförderung bietet Beratung und Begleitung für hörbeeinträchtigte Kinder und deren Familien von der Geburt bis zum Schuleintritt. Die Hörfrühförderin fördert gemeinsam mit den Eltern spielerisch die Hör- und Sprachentwicklung des Kindes. Die Einheiten finden in der Regel einmal wöchentlich zu Hause, oder ambulant im Förderzentrum statt. Um die Kommunikation und den Informationsfluss zwischen der Vielzahl an externen beteiligten Fachgruppen zu sichern, ist die Begleitung der Familie durch die Hörfrühförderin zu derartigen Terminen (Akustiker, Kliniken) unerlässlich.

Am FÖZ haben Eltern eines hörbeeinträchtigten Kindes die Möglichkeit, in einem **Erstgespräch** Basisinformationen über die Arbeit der Hörfrühförderung zu bekommen.

Mit Einlangen eines positiven Bescheids beginnt die Arbeit mit der Familie mit der Erhebung einer umfassenden **Anamnese** als Basis für das weitere Procedere. In diesem Rahmen werden auch persönliche Daten zur statistischen Erfassung aufgenommen sowie die Information über die Antragstellung zur Kostenübernahme der

Hörfrühförderung bei der zuständigen Bezirkshauptmannschaft (Magistrat) weitergegeben.

In Eigenverantwortung sind von den Eltern alle für die Arbeit relevanten medizinischen Unterlagen einzuholen und an uns weiterzugeben. Diesbezüglich besteht die Möglichkeit, audiologische Befunde auch am FÖZ zu erheben.

Erstversorgung der Hörbeeinträchtigung

Bis zur Messung einer Hörschwelle (reproduzierbare aussagekräftige Audiogramme) sind in regelmäßigen Abständen Hörmessungen erforderlich. Diese können sowohl von der Logopädin des Teams am FÖZ als auch in einer anderen Fachinstitution (HNO-Abteilung) erstellt werden. Nach erfolgter Erstversorgung steht die Optimierung der HG-Einstellung im Vordergrund. Kann mit HG keine ausreichende Hörversorgung erzielt werden, werden die Eltern über mögliche Alternativen informiert und begleitet. Im Anschluss genügen halbjährliche Verlaufskontrollen, um einen progredienten Hörverlust auszuschließen und die Einstellung der Hörbehelfe zu überprüfen.

Innerhalb eines Zeitraumes von zehn Fördereinheiten erfolgt die **Eingangsdiagnostik** durch die Logopädin (Audiogramm, logopädischer Erststatus) und Psychologin (erste Entwicklungsdiagnostik) des FÖZ, die als Basis für den in Kooperation mit der Frühförderin erstellten **Förderplan** dient.

Der Förderplan beinhaltet Informationen über medizinische Haupt- und Nebendiagnosen, die allgemeine und kognitive Entwicklung, den aktuellen Hör- und Sprachentwicklungsstand, einen etwaigen körperlich-neurologischen Befund, Verhalten und sozial-emotionale Entwicklung und das soziale Umfeld, woraus sich Förderziele, daraus folgende Maßnahmen und Vereinbarungen mit den Eltern ergeben.

In **dreimonatigen Abständen** erfolgen eine **Verlaufsdiagnostik** seitens Logopädie und Psychologie sowie die Erstellung eines neuen Förderplanes. Im Förderverlauf stehen **Frühförderung, Logopädie und Psychologie** in **ständigem Austausch** (plus wöchentlichem Team), um möglichst rasch auf etwaige Veränderungen und Verläufe bei Kind und Familie fachlich reagieren zu können.

Die fachliche Aufsicht über HNO-medizinische Belange liegt bei einem Konsiliararzt, bei dem die Eltern 14-tägig mit ihrem Kind vorstellig werden können.

Beobachtung, Dokumentation und Diagnostik

Die Zusammenführung von

- § Beobachtungsbögen für Eltern und Frühförderung,
- § Dokumentationsbögen für Fördereinheiten mit gezielten Items für Hören und Sprache und
- § standardisierten Tests aus den Bereichen Logopädie und Psychologie

ergibt die Basis für den Entwicklungsstand und die jeweiligen Förderschwerpunkte mit besonderem Augenmerk auf die sensiblen ersten Jahre der Hör- und Sprachentwicklung.

Kooperation mit der interdisziplinären Fachgruppe (siehe Abb. 5[64])

Aufgrund der Komplexität des Arbeitsfeldes „Hörfrühförderung" wird mit folgenden Fachdisziplinen zusammengearbeitet: HNO, Neuropädiater, Pädiater, Akustiker, CI-Techniker, Kindergartenpädagogen, mobile Kindergarten-Begleitung des FÖZ, Teams der Integrativen Zusatzbetreuung (IZB), externe Therapeuten, bei Bedarf weitere Fachgruppen.

Evaluierung und Qualitätssicherung

Wöchentlich finden Fallbesprechungen im interdisziplinären Team mit Logopädin und Psychologin statt, in denen auf den Verlauf in der Förderarbeit eingegangen wird und

[64] Gößl, K. (E-Mail, 09.06.010). Re: Bakk.

bei Bedarf gezielt und unmittelbar reagiert werden kann. Halbjährlich (bei Bedarf auch öfter) erfolgen **Evaluierungsgespräche**, die von pädagogischer sowie HNO-medizinischer Seite fachlich begleitet werden. Zusätzlich finden monatlich Supervisionseinheiten bzw. Einzelsupervisionseinheiten statt.

Betreuung für alle Altersstufen

Aufgrund der breiten Palette des fachspezifischen pädagogischen und therapeutischen Personals am FÖZ, ist eine Betreuung und Förderung über alle Altersstufen, auch nach Ende der Hörfrühförderung gesichert.[65]

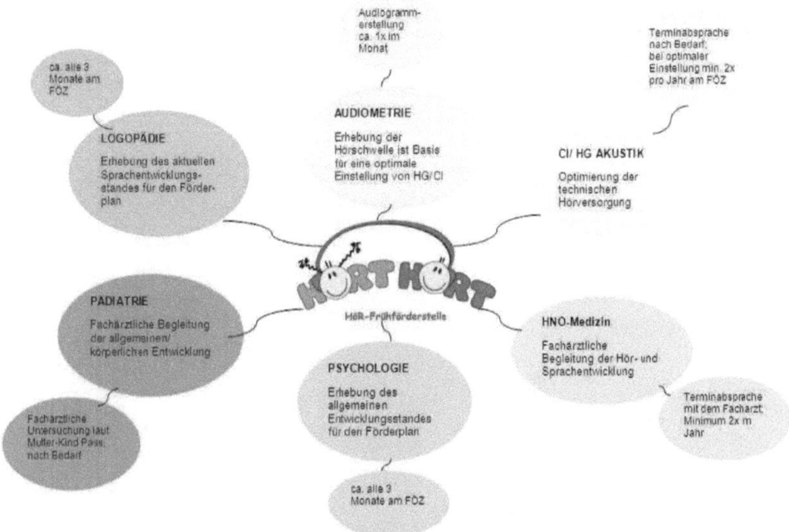

Abb. 5: Interdisziplinäre Zusammenarbeit bei der Hör-Frühförderung am Förderzentrum des Landes Steiermark für Hör- und Sprachbildung

[65] Gößl, K. (E-Mail, 09.06.2010). Re: Bakk.

8 Methodik

Zur Überprüfung der Hypothesen wurde die Methode des Interviews gewählt. Das wesentliche Merkmal dieser Art der Befragung ist „die offene und zugleich strukturierte Anlage eines Gesprächs in Form eines offenen Leitfadens [...].“[66]

8.1 Auswahl der Interviewpartner

Die Befragung wurde an folgenden Kliniken in Österreich durchgeführt:

- § LKH-Universitätsklinikum Graz; Universitätsklinik für Frauenheilkunde und Geburtshilfe
- § Klinikum-Klagenfurt am Wörthersee; Klinik für Hals-, Nase- und Ohrenheilkunde
- § Landes- Frauen- und Kinderklinik Linz
- § Landesklinikum St. Pölten; Hals-Nasen-Ohren-Abteilung
- § Landeskrankenhaus Salzburg; Universitätsklinik für Hals-, Nasen- und Ohren-Krankheiten
- § Allgemeines Krankenhaus der Stadt Wien

Da nach telefonischer Auskunft am AKH in Wien keine Neugeborenen-Hörscreenings mehr durchgeführt werden, wird es zur Überprüfung der Hypothesen nicht herangezogen und fällt somit aus dem Rest der Arbeit hinaus.

Um den Datenschutz zu gewährleisten, werden die Kliniken in den weiteren Ausführungen meiner Arbeit willkürlich mit „Klinik A“ bis „Klinik E“ bezeichnet.

---

[66] Fisher (Unternehmenskommunikation, 2006), S. 16.

8.2 Rahmenbedingungen

Vier Interviews wurden per Telefon durchgeführt und mittels digitalen Aufnahmegeräts aufgezeichnet. Am Klinikum-Klagenfurt am Wörthersee wurde die Befragung persönlich durchgeführt und auf Kassette aufgenommen. Alle Interviewpartner gaben ihr Einverständnis, das ihre Ausführungen in dieser Arbeit zitiert werden dürfen.

8.3 Interviewleitfaden

Folgende Fragen wurden im Rahmen des Interviews gestellt:

- Werden Neugeborenen-Hörscreenings durchgeführt?
- Wenn ja, seit wann? Von wem? Auf welcher Station?
- Werden alle Kinder gescreent oder nur Risiko-Kinder?
- Wie viele Tage nach der Geburt wird das Hörscreening durchgeführt?
- Welches Gerät wird dafür verwendet?
- Was wird gemessen? (z.B.: OAE, AEP..)
- Wann gilt des Screening als „auffällig"?
- Findet das Screening an einem Ohr oder an beiden Ohren statt?
- Wie schaut die weitere Vorgehensweise bei unauffälligem Hörscreening aus?
- Wie schaut die weitere Vorgehensweise bei auffälligem HS aus?
- Werden auffällige Kinder dokumentiert? Wenn ja, wie?
- Welche Vorteile bzw. Nachteile sehen Sie in einem Hörscreening generell?
- Gibt es eine Kooperation z.B. mit HNO-Ärzten, Logopäden, Kinderärzten, pädaudiologischen Zentren, Akustikern, Frühförderern..?
- Wenn ja, wie schaut diese Zusammenarbeit aus?
- Was würden Sie sich noch wünschen? Wo sehen Sie Nachholbedarf? (z.B.: mehr interdisziplinäre Zusammenarbeit, bessere Geräte..)

9 Ergebnisse

9.1 Neugeborenen-Hörscreening: Ja oder Nein? Ein- oder beidseitig? Seit wann?

In allen befragten Kliniken werden Hörscreenings mit dem Anspruch, dass alle Kinder erfasse werden, durchgeführt. Die Testung findet an beiden Ohren statt. Argumente führ ein beidseitiges Screening sind, dass Kinder – auch wenn sie mit nur einem gesunden Gehör die Sprache erlernen könnten – durch eine Hörschwäche in vielen anderen Bereichen des Lebens Schwierigkeiten bekommen können.

Die Antworten auf die Frage nach dem erstmaligen Einsatz von Screenings fallen unterschiedlich aus: So werden in Klinik A seit 2003 Hörtests durchgeführt, in Klinik B seit dem Jahr 1996 (bei Risikokindern seit 1990), Klinik C führt seit ca. 1993/ 1994 Screenings durch, Klinik D seit 1997 und Klinik E seit 1996.

9.2 Wo und von wem werden die Screenings durchgeführt?

Auf die Fragen, wo die Testungen gemacht werden bzw. wer die Neugeborenen-Hörscreenings durchführt, sind sehr verschiedene Auskünfte gegeben worden. So wird das Screening in Klinik A auf der Wochenbettstation von der Diplomschwester, auf der Frühgeburtenstation vom Turnus- oder Kinderarzt und auf der Kinderklinik von der hausinternen Audiologie-Stelle durchgeführt.
In Klinik B sind Logopäden und diplomiertes Personal für die Hörtestung verantwortlich. Mit dem Neugeborenen-Hörscreening wurde zuerst auf der HNO-Klinik durchgeführt, in Folge auf der Geburtenstation, im Kinderzimmer und auch im Eltern-Kind-Zentrum des Krankenhauses.
Auch in Klinik C haben die Testung die Logopäden inne. Anders schaut es in Klinik D aus: Hier werden die Screenings von Kinderkrankenschwestern auf der Neugeborenenstation durchgeführt. Der Interviewpartner führt weiter aus, dass früher

die Logopäden von der HNO-Klinik die Tests vollzogen haben. Wie auch in Klinik A testen in Klinik E die Turnusärzte die Hörfähigkeit der Neugeborenen.

9.3 Handelt es sich um ein generelles Hörscreening oder um ein Risiko-Hörscreening?

Da in jeder Klinik alle Kinder einem Hörtest unterzogen werden, handelt es sich um ein generelles Hörscreening, bei dem sowohl das Hörvermögen von Risiko- als auch von Nicht-Risiko-Kindern abgeklärt wird. Grund hierfür ist, dass ein Risiko-geleitetes Hörscreening nur eine geringe Anzahl an Kindern mit angeborenen Hörstörungen zu identifizieren mag.

9.4 Wie viele Tage nach der Geburt wird gescreent?

In Klinik A werden die Tests ab dem dritten Lebenstag durchgeführt. Laut Auskünften des Experten macht es vorher wenig Sinn, da Fruchtwasser im Gehörgang sein könnte bzw. das Gerät kein Messergebnis liefert. Der Interviewpartner hält fest, dass Kinder, bei denen in der Familienanamnese bereits Hörschäden vorliegen (z.B. genetische Probleme), sofort auf die Audiologie-Stelle überwiesen werden.
Klinik B führt das Screening zwischen dem zweiten und fünften Lebenstag durch. Klinik C gibt den dritten bzw. vierten Tag für den Zeitpunkt des Hörtests an. Frühchen werden getestet sobald sie transportabel sind. Aufgrund von Hautpartikeln oder möglichem Fruchtwasser im Gehörgang wird in Klinik D frühestens am zweiten Tag das Hörvermögen abgeklärt. Aufgrund der immer kürzer werdenden Verweildauer nach unkomplizierter Geburt eines gesunden Kindes fällt der Screeningzeitpunkt in Klinik E auf den ersten bzw. zweiten Tag nach der Geburt. Nach Auskunft des Experten wird – wie in den anderen befragten Kliniken auch – kein Kind ohne Screeningergebnis nach Hause geschickt.

9.5 Welches Gerät wird verwendet?

In Klinik A wird laut Angaben des Interviewpartners das Neugeborenen-Hörscreening mit dem Gerät „Echo-Screen" der Firma Neuroth durchgeführt. Auch Klinik B bedient sich eines Geräts namens „Echo-Screen", Firma unbekannt. Der Experte in Klinik C gibt an, dass mit dem verwendeten Gerät OAEs getestet werden, nennt allerdings keine Bezeichnung des Geräts. Weiters führt der Interviewte aus, dass an der Klinik zusätzlich Hirnstammscreenings mittels „Handheld-Screener" der Firma Natus, der auch auf die Station mitgenommen werden kann, durchgeführt werden. An Klinik D finden die Testungen möglichst am schlafenden Kind (nach dem Trinken) mit dem Screener „Otodynamics" der Firma Neuroth statt. Klinik E führt das Screening mit dem Gerät „Echo-Screen" der Firma Fischer-Zoth durch. Auf der Neonatologie dieses Krankenhauses wird bei Risikokindern (siehe Kap. 3.1) zusätzlich ein Hirnstammscreening durchgeführt.

9.6 Was wird gemessen?

Alle Geräte weisen otoakustische Emissionen (OAE) nach (siehe Kap. 6.1).

9.7 Wie schaut das Vorgehen bei unauffälligem Screening aus?

Die Interviewpartner der Kliniken B, C, D und E geben an, dass bei Kindern mit unauffälligem Testergebnis eine Hals-Nasen-Ohrenärztliche Untersuchung laut Mutter-Kind-Pass zwischen dem siebenten und neunten Lebensmonat stattfindet. Der Experte der Klinik A gibt zur Antwort, dass die Hörprüfung im Mutter-Kind-Pass eingetragen wird und der Kinderarzt weiter entscheide, was in Folge notwendig sei. Er selbst bekäme keine Rückmeldung, was mit dem Kind geschieht. In Klinik C werden Kinder, die ototoxische Medikamente bekommen, in halbjährlichem Abstand nachkontrolliert.

9.8 Wie schaut das Vorgehen bei auffälligem Screening aus?

Falls die erste Testung in Klinik A kein zufriedenstellendes Ergebnis liefert, wird – wie auch in den anderen Kliniken – am darauffolgenden Tag die Messung wiederholt. Sollte dann noch immer keine Testung möglich sein, wird das Kind auf die HNO-Klinik überwiesen. Die Diplomschwester schickt in diesem Fall ein Fax an die Klinik, worauf sich der zuständige Arzt bei den Eltern meldet und mit ihnen einen Termin für eine umfassende Abklärung vereinbart. Die weitere Vorgehensweise obliegt dem HNO-Arzt.
In Klinik B werden Kotrolluntersuchungen im 4-Wochen-Rhythmus auf HNO-Klinik durchgeführt, sodass gesichert ist, dass das Kind unter dem sechsten Lebensmonat den Test als bestanden absolviert hat. Weiters werden die Eltern informiert, wie die Messung abläuft, welches Ergebnis das Gerät geliefert hat, wie dieses Ergebnis zu interpretieren ist und welche möglichen Auswirkungen eine Hörstörung auf die kindliche Entwicklung haben kann. Nach Aussagen des Interviewpartners wird den Eltern durch eine eingehende Beratung/ Aufklärung eine gewisse Verantwortung übergeben.
Auch in Klinik C werden die Eltern bei auffälligem Hörscreening beraten bzw. – laut Aussagen des Experten – oft auch „beruhigt“ oder „motiviert“ – je nach dem, wie die Eltern das Ergebnis auffassen. Bei dem Elterngespräch wird explizit darauf hingewiesen, dass die weitere Abklärung in möglichst kurzem Zeitraum stattfinden soll und es wichtig ist, diese durchzuführen. Die Logopädin verdeutlicht die Risiken einer Hörschädigung und gibt Auskunft darüber, worauf die Eltern achten sollen (z.B. ob das Kind bei lauten Geräuschen erschrickt oder gar keine Reaktion zeigt). Generell wird bei Kindern, die im ersten Screening auffällig sind, der Test drei bis vier Mal wiederholt, um ein Ergebnis zu erhalten. Falls dies nicht der Fall sein sollte, wird das Kind auf die HNO-Klinik der Barmherzigen Schwestern weitergeschickt.
Die Vorgehensweise bei auffälligen Kindern in Klinik D gestaltet sich folgendermaßen: Die Mutter wird über das Ergebnis des Screenings sowohl schriftlich als auch mündlich informiert und aufgefordert, dass sie einen Termin in sechs Wochen auf der HNO-Klinik ausmachen soll. Letztendlich bleibt es der Mutter überlassen, ob sie eine weitere Abklärung durchführen lässt oder nicht.

Die Neugeborenen in Klinik E werden bis zu vier Mal einem Screening unterzogen – bis ein Ergebnis vorliegt. Sollte die vierte Testung kein zufriedenstellendes Ergebnis liefern, wird eine Hirnstammaudiometrie durchgeführt und die Mittelohrfunktion auf der HNO-Klinik abgeklärt. Im Falle eines auffälligen Befundes wird eine weitere diagnostische Untersuchung in Sedierung - möglichst vor dem ersten Lebensjahr – durchgeführt.

9.9 Werden auffällige Kinder dokumentiert? Wie?

Nachdem es keine Dokumentationsrichtlinien gibt und Aufzeichnungen auch nicht verpflichtend sind, wird mit den Ergebnissen des Neugeborenen-Hörscreenings unterschiedlich verfahren:

Alle Kliniken haben gemein, dass die Resultate des Hörtests im Mutter-Kind-Pass vermerkt werden. Klinik A und Klinik E führen keine weitere Statistik darüber, wie die Screenings ausfallen. Im Gegensatz dazu, wird in Klinik B genau Buch geführt. Die Ergebnisse werden statistisch erfasst und aufgezeichnet. Weiters wird dem Akt des Kindes eine Bestätigung der Durchführung beigelegt, welche mit Stempel versehen wird. Der Interviewpartner von Klinik C gibt an, dass die Befunde im Computer gespeichert werden und auch eine genaue Statistik darüber vorliegt, bei welchen Grunderkrankungen das Risiko einer Hörschädigung erhöht ist. An erster Stelle steht Morbus Down, gefolgt von Kindern mit einer Lippen-Kiefer-Gaumen-Spalte.
Neben dem Eintrag im Mutter-Kind-Pass wird in Klinik D zusätzlich ein Protokollbuch geführt. Die Kinderkrankenschwester vermerkt die Ergebnisse des Hörtests auf einer Liste, die wöchentlich auf die HNO-Klinik geschickt wird. Somit können die Logopäden der HNO-Klinik einsehen, wo das Screening funktioniert hat bzw. bei welchem Kind eine weitere Abklärung stattfinden soll. Falls sich die Mutter nicht von selbst meldet, wird mit ihr telefonisch Rücksprache gehalten.
Auffällige Kinder werden in Klinik E auf der Geburtenstation namentlich erfasst und gemeldet, mit der Aufforderung an die Eltern, dass sie die Kontrolltermine auf der HNO-Klinik wahrnehmen sollen, bis das Hörvermögen abgeklärt ist.

9.10 Welche Vorteile und Nachteile beinhaltet das Screening?

Es besteht Konsens, dass der größte Vorteil eines Screenings in der rechtzeitigen Erkennung von Hörstörungen liegt. Kinder mit angeborenen Hörschäden können somit frühzeitig Förderungsmaßnahmen unterzogen werden. Es besteht die Möglichkeit, mit der Versorgung von auffälligen Kindern bereits im Säuglingsalter zu beginnen, um beste Voraussetzungen für die weitere Entwicklung zu schaffen und die sensiblen Phasen fürs Sprechen und Hören ausnützen zu können.

Einen Nachteil sieht der Experte von Klinik A darin, dass auf seiner Klinik das Pflegepersonal für die Screenings verantwortlich ist, obwohl die Diagnostik von Hörstörungen nicht in den Aufgabenbereich der Pflege fällt und somit bei anderen Tätigkeiten zurückgesteckt werden muss.
Der Interviewpartner von Klinik B nennt als Nachteil, dass nicht an allen Kliniken Hörscreenings durchgeführt werden und somit es in der Verantwortung der Eltern liegt, ob sie die Zuweisung zur Untersuchung auf der HNO-Klinik ernst nehmen.
Dass Eltern sich bei auffälligem Screening Sorgen machen und nicht wissen, was dieses Ergebnis bedeutet, sieht der Experte von Klinik C als Nachteil, welcher aufgrund mangelnder Aufklärung der Eltern entsteht.
Als Mangel nennt der Interviewpartner der Klinik D, dass von den Ärzten wenig Rückmeldung gegeben wird, was mit den auffälligen Kindern weiter geschieht bzw. wie sie weiter versorgt werden.

9.11 Gibt es eine Kooperation mit anderen Disziplinen?

Bei auffälligem Screening wird sowohl von Klinik A als auch von Klinik B und D Kontakt mit der HNO-Klinik aufgenommen. Falls in Klinik C bei einem Kind der Verdacht auf ein Mittelohrproblem besteht, wird zur weiteren Abklärung die Kinderärztin herangezogen.
Kinder mit der Diagnose Hörstörung werden von Klinik E an den Kooperationspartner „Landesinstitut für Hörbehinderte“ überwiesen, dessen Ziel die Förderung und Betreuung von Kindern und Jugendlichen mit Hörbehinderung und/ oder

Sonderförderbedarf ist. Nach Aussagen des Interviewpartners, ist der Plan, dass die Eltern in Zukunft verpflichtet sind, mit den hörgeschädigten Kindern eine Frühförderstelle aufzusuchen bzw. eine Ansprechperson im Landesinstitut zu haben.

9.12 Was wäre noch wünschenswert?

Wie bereits in der Ausführung der Antwort auf Frage 9.10 erwähnt, wäre es für die Expertin von Klinik A wünschenswert, wenn für die Durchführung der Neugeborenen-Hörscreenings eigens geschultes Personal zur Verfügung stehen würde. Aus Kostengründen ist dies jedoch zurzeit nicht möglich.
Der Interviewpartner von Klinik B spricht sich für eine flächendeckende Abklärung bzw. bessere Rücksprache mit anderen Kliniken aus.
Dass Kinderärzte die Abklärung der Hörleistung ernst nehmen und den Eltern die Wichtigkeit einer Hörprüfung darlegen, empfindet der Experte von Klinik C als äußerst bedeutsam.
Einen interessanten Aspekt bringt der Interviewpartner der Klinik D ein: Aufgrund der Tatsache, dass in der Klinik nur ein Standgerät zur Verfügung steht und die Babys somit zum Screening hingebracht werden müssen, wäre ein portabler Screener von Vorteil. Das Kind könnte folglich bei der Mutter im Zimmer bleiben und getestet werden. Weiters wäre mehr Kontakt mit der HNO-Klinik wünschenswert, um zu wissen, wie die Screenings weiter verlaufen und welche Aussagekraft die Tests haben.
Der Experte von Klinik E spricht sich für eine zentrale Dokumentation aus, damit Evidenz darüber besteht, dass ein Kind die Messung nicht bestanden hat und die Eltern in weiterer Folge kontaktiert werden können. Die Daten sollten in elektronischer Form an einer zentralen Stelle, auf die jeder Zugriff hat, gespeichert sein, um Einsicht nehmen zu können, welche Tests bereits durchgeführt worden sind bzw. wo es Auffälligkeiten gegeben hat. Abschließend meint der Experte, dass das Thema Neugeborenen-Hörscreening in österreichischer Zusammenschau diskutiert werden soll, damit nicht jedes Bundesland seine eigenen Vorgaben kreiert.

10 Schlussfolgerungen und Ausblick

Zusammenfassend lässt sich sagen, dass anhand dieser Arbeit alle drei Hypothesen bestätigt werden konnten:

1. **Das Neugeborenen-Hörscreening wird in Österreich noch nicht flächendeckend durchgeführt, was zur Folge hat, dass eine Hörschädigung oft erst nach Ende des zweiten Lebensjahres diagnostiziert und behandelt wird.**

2. **Es gibt keine gesetzlich vorgeschriebenen Richtlinien, die die Screening-Durchführung, die Qualitätsansprüche und die Dokumentation regeln.**

3. **Die interdisziplinäre Zusammenarbeit hat einen großen Stellenwert bei der Diagnosestellung und Versorgung hörgeschädigter Kinder.**

Aus den Resultaten der vorliegenden Arbeit geht hervor, dass das Neugeborenen-Hörscreening zunehmend eingeführt wird, jedoch noch nicht flächendeckend eingesetzt wird. Dies hat zur Folge, dass frühkindliche Hörstörungen bei Geburt eines Kindes noch nicht festgestellt werden. Zu diesem Ergebnis kommt auch Nekahm-Heis, die bei Kindern, die einem Neugeborenen-Hörscreening unterzogen worden sind, ein Durchschnittsalter bei Diagnose einer Hörstörung von 3;9 Monaten, bei Kindern ohne Hörscreening von 37;6 Monaten festgestellt hat. Weiters wird ausgeführt, dass bis zum Alter von sechs Monaten mit Neugeborenen-Hörscreening 69% der hörgestörten Kinder, ohne Hörtest nur 6% erfasst wurden.[67]

Ein weiteres Faktum ist, dass für die Umsetzung eines flächendeckenden Neugeborenen-Hörscreenings in allen Kliniken Österreichs entsprechende Geräte angeschafft werden müssen und das Personal in der Anwendung dieser Geräte geschult werden muss, um eine hohe Sensitivität und Spezifität gewährleistet zu können.

[67] Vgl. Nekahm-Heis, Weichbold & Welzl-Müller (Evaluierung, 2005). S. 641.

Im Rahmen der Früherkennungsmaßnahmen wäre es wünschenswert, dass auch eine Früherkennungsuntersuchung auf Hörstörungen bei Neugeborenen als Leistung der Krankenkassen beschlossen wird und somit in die Mutter-Kind-Pass-Untersuchungen, welche in den ersten Lebenstagen stattfinden, einbezogen wird. Um eine gute und für ein sinnvolles Screening akzeptable Nachuntersuchungsrate zu erreichen, muss das Neugeborenen-Hörscreening in den Pflichtleistungskatalog der Krankenkassen aufgenommen werden und damit verbunden eine zentrale Datenregistrierung eingeführt werden. Zu diesem Ergebnis kommt auch Nekahm-Heis, die u.a. folgende Maßnahmen zur Optimierung der Nachsorge als vorteilhaft ansieht: „Die Vergabe eines fixen Termins, umgehende Kontaktaufnahme bei Nichteinhalten des Termins (Tracking), Information über die Bedeutung der Hörabklärung, [...] sowie die zentrale Erfassung und Zusammenarbeit mit einer Tracking-Zentrale."[68]

Ein weiteres Ergebnis der Arbeit ist, dass die Frühförderung – als meist erste Förderintervention nach der Erfassung – eine große Verantwortung trägt.

Abschließend ist festzuhalten, dass die Interdisziplinarität (ärztliche und logopädische Betreuung, aparative Ausstattung, pädagogische Führung und Erziehungsarbeit) die einzige Möglichkeit zur Qualitätssicherung einer effektiven Diagnosestellung und Förderung bzw. Versorgung hörgeschädigter Kinder darstellt. Eine Verbindung zwischen den Berufsgruppen, die an diesen Aufgaben beteiligt sind, sollte von allen Kliniken und Einrichtungen forciert werden.

[68] Nekahm-Heis (Hörscreening, 2009).

11 Literaturverzeichnis

Biegenzahn, W., Friedrich, G. & Zorowka, P. (Phoniatrie, 2005). *Phoniatrie und Pädaudiologie. Einführung in die medizinischen, psychologischen und linguistischen Grundlagen von Stimme, Sprache und Gehör* (3., vollständig überarbeitete Auflage). Bern: Hans Huber Verlag.

Böhme, G. & Welzl-Müller, K. (Audiometrie, 2005). *Audiometrie. Hörprüfungen im Erwachsenen- und Kindesalter* (5., vollständig überarbeitete und erweiterte Auflage). Bern: Hans Huber Verlag.

Bundesministerium für soziale Sicherheit und Generationen (Verordnung, 2002). *Verordnung des Bundesministers für soziale Sicherheit und Generationen über die Festlegung eines Mutter-Kind-Pass-Untersuchungsprogrammes, die Voraussetzungen zur Weitergewährung des Kinderbetreuungsgeldes in voller Höhe sowie über den Mutter-Kind-Pass (Mutter-Kind-Pass-Verordnung 2002 - MuKiPassV).* Abgerufen am 26. Mai 2010 unter http://www.ris.bka.gv.at/GeltendeFassung.wxe?Abfrage=Bundesnormen&Gesetzesnummer=20001694.

Eiten, L. (Screening, 2010). *Beyond Newborn Hearing Screening: Recognizing the Signs of Late Onset Hearing Loss in Infants and Young Children.* Abgerufen am 20.Mai 2010 unter http://www.medicalhomeinfo.org/downloads/pdfs/SignsofLateOnsetHL.pdf

El Mankabady, N. (Konsequenzen, 2000). *Frühkindliche Hörstörungen und ihre Folgen* [Presseinformation]. Abgerufen am 20. Mai 2010 unter http://www.uni-koeln.de/pi/i/2000.121.htm.

Fisher, T. E. (Unternehmenskommunikation, 2006). *Unternehmenskommunikation und neue Medien: Das neue Medium Weblogs und seine Bedeutung für die Public-relations-arbeit.* Wiesbaden: Deutscher Universitätsverlag.

Franke, U. (Handlexikon, 2008). *Logopädisches Handlexikon* (8. Auflage). München: Ernst Reinhard Verlag.

Gemeinsamer Bundesausschuss (Elterninformation, 2009). *Neugeborenen-Hörscreening. Elterninformation zur Früherkennungsuntersuchung von Hörstörungen bei Neugeborenen.* Abgerufen am 21. Mai 2010 unter http://www.gba.de/downloads/83-691-52/2008-06-19-Merkblatt-Neugeborenen-H%C3%B6rscreening.pdf.

Gesundheitsportal (Lebenswoche, 2010). *Untersuchungen in der ersten Lebenswoche.* Abgerufen am 25. Mai 2010 unter https://www.gesundheit.gv.at/Portal.Node/ghp/public/content/Untersuchung_Neugeborenes_erste_Lebenswoche_Hueftultra_HK.htm.

Gesundheitsportal (Mutter-Kind-Pass, 2010). *Der Mutter-Kind-Pass.* Abgerufen am 26. Mai 2010 unter https://www.gesundheit.gv.at/Portal.Node/ghp/public/content/ Der_Mutter_Kind_Pass_HK.html.

Gesundheitsportal (Untersuchungsprogramm, 2010). *Das Untersuchungsprogramm.* Abgerufen am 26. Mai 2010 unter https://www.gesundheit.gv.at/Portal.Node/ghp/ public/content/Muttter_Kind_Pass_auf_einen_Blick_HK.html.

Jung, U. (Konsequenzen, 2008). Das NHS und die Konsequenzen für die Hörgeschädigtenpädagogik. *Hörgeschädigten Pädagogik, 3,* S. 98-103.

Keilmann, A. (Zusammenarbeit, 2005). Interdisziplinäre Zusammenarbeit in der Förderung hörsprachbehinderter Kinder. *Hörgeschädigten Pädagogik, 5,* S. 211.

Kiefer, C., Wippel, R. & Wolf, J. (Ohr, 1994). *Das Ohr.* Abgerufen am 15. Mai 2010 unter http://www.pze.at/biologie/versuche/dasohr.html.

Klinik und Poliklinik für Hals-, Nasen-, Ohrenheilkunde am Klinikum der Universität zu Köln (Elterninformation, 2009). *Auditorische Neuropathie/ Auditorische Synaptopathie - Elterninformation -.* Abgerufen am 24. Mai 2010 unter http://www.traktiv-online.de/information.pdf.

Kral, A. (Hörerfahrung, 2009). Frühe Hörerfahrung und sensible Entwicklungsphasen. *HNO, 57* (1), S. 9.

Morlok, K. (AVWS, n.d.). *Definition.* Abgerufen am 20. Mai 2010 unter http://www.avws.info/Was_ist_AVWS.html.

Nekahm-Heis, D. (Hörscreening, 2009, 02. September). Neugeborenen-Hörscreening. *Wiener Medizinische Wochenschrift, 9.* Abgerufen am 07. Juni 2010 unter http://www.springermedizin.at/fachbereiche-a-z/a-h/hno/?full=12102.

Nekahm-Heis, D., Weichbold, V. & Welzl-Müller, K. (Evaluierung, 2005). Zehn Jahre Neugeborenen-Hörscreening in Österreich. Eine Evaluierung. *Wiener Klinische Wochenzeitschrift, 117* (18), S. 641. Abgerufen am 09. Juni 2010 unter http://www.springerlink.com/content/ph1591525577532x/.

Österreichischer Schwerhörigenbund – Dachverband (Hör & Hilfe, 2004). *Hör & Hilfe* [Broschüre]. Graz: Österreichischer Schwerhörigenbund – Dachverband.

Schorn, K. (Diagnostik, 1997). Diagnostik von Hörstörungen im Kindesalter. *Monatsschrift Kinderheilkunde, 11,* S. 1241.

Walger, M. & Wedel, H. von (Hördiagnostik, 2001). Objektive und subjektive Hördiagnostik bei Kindern im ersten Lebensjahr [Tagungsbericht]. *Internationales Symposium „Früherkennung von Hörstörungen und frühe Sprachanbahnung".* Köln. Abgerufen am 25. Mai 2010 unter http://www.audiopaedagogik.de/pdf/Kongres/04.pdf.

Weitbrecht, L. (Notwendigkeit, 2008). *Notwendigkeit und Machbarkeit eines Hörscreenings bei vierjährigen Kindern mit neonatalen Risikofaktoren für Hörstörungen.* Unveröffentlichte Inauguraldissertation. Universität zu Lübeck, Deutschland.

Wikipedia (Top-down und Bottom-up, 2010, 18. Mai). Abgerufen am 07. Juni 2010 unter http://de.wikipedia.org/wiki/Top-down_und_Bottom-up.

Wirth, G. (Sprachstörungen, 2000). *Sprachstörungen, Sprechstörungen, Kindliche Hörstörungen. Lehrbuch für Ärzte, Logopäden und Sprachheilpädagogen* (5. Auflage). Köln: Deutscher Ärzte Verlag.

12 Darstellungsverzeichnis

Abbildung 1:
Wellmann, G. (Aufbau, 2007). *Detaillierter Aufbau des Ohres.* Abgerufen am 15. Mai 2010 unter http://www.wellermanns.de/Gerhard/Sinnesorgane.htm.

Abbildung 2:
Enders, B. (Gehör, 2010). *Das Gehör.* Abgerufen am 15. Mai 2010 unter http://www.musik.uni-osnabrueck.de/lehrende/enders/lehre/App_Musik_I/das_gehoer.htm.

Abbildung 3:
Kiefer, C., Wippel, R. & Wolf, J. (Ohr, 1994). *Schnitt durch die Cochlea.* Abgerufen am 15. Mai 2010 unter http://www.pze.at/biologie/versuche/dasohr.html.

Abbildung 4:
Listen and Talk (Audiogramm, 2007-2008). *Audigram of Familiar Sounds.* Abgerufen am 20.Mai 2010 unter http://www.listentalk.org/downloads/Audiogr_Familiar_Sounds_08.pdf.

Abbildung 5:
Gößl, K. (Email, 09.06.2010). Re: Bakk. *Interdisziplinäre Zusammenarbeit bei der Hör-Frühförderung am Förderzentrum des Landes Steiermark für Hör- und Sprachbildung.*

Tabelle 1:
In Anlehnung an Bartels, H. & Siegmüller, J. (Mindestanforderungen, 2010). *Leitfaden Sprache Sprechen Stimme Schlucken* (2., durchgesehene Auflage). München: Urban & Fischer Verlag.
Bremken, J., Doleschal, J.; Koch, H.-J. & Lübben, D. (Entwicklungsschritt, 2010). *Mindestanforderungen an die frühkindliche Hörentwicklung.* Abgerufen am 01. Juni 2010 unter http://www.phoniatrie-paedaudiologie.com/Informationen/Hoerentwicklung/Hoerentwicklung.html.